Alain Tabib

Laissez- moi vivre

Alain Tabib

Laissez- moi vivre

Éditions Vie

Imprint

Cover image: www.ingimage.com

Publisher:
Éditions Vie
is a trademark of
International Book Market Service Ltd., member of OmniScriptum Publishing Group
17 Meldrum Street, Beau Bassin 71504, Mauritius

Printed at: see last page
ISBN: 978-613-9-58855-8

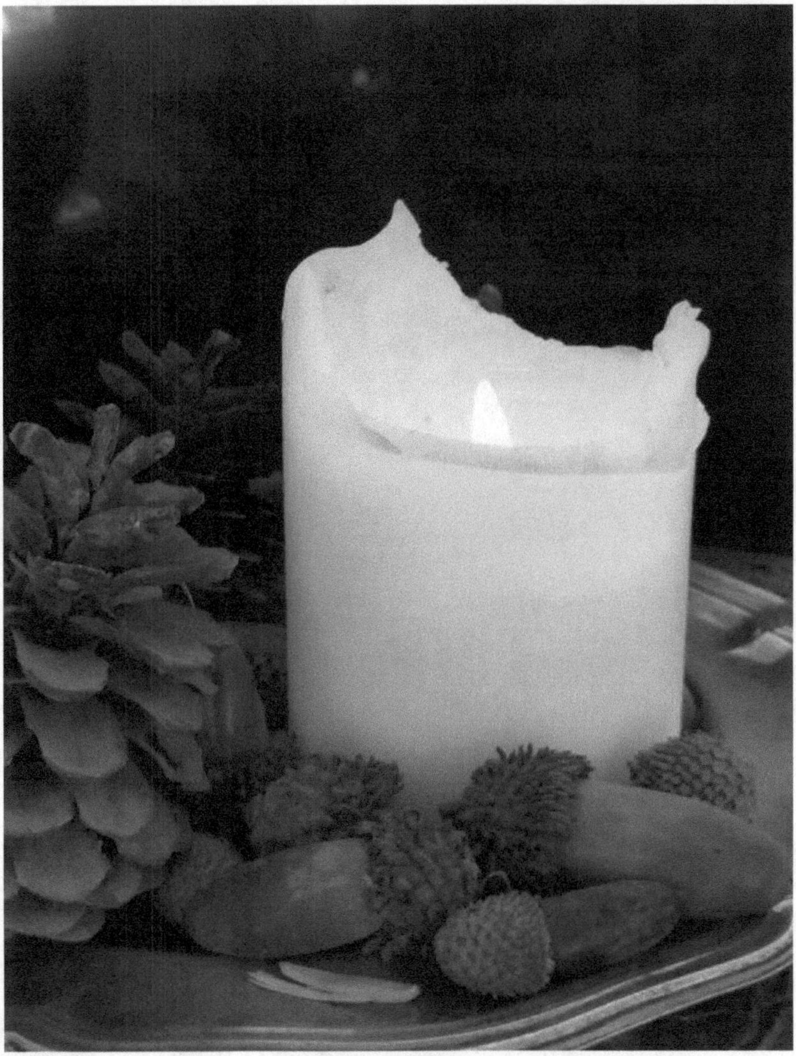

Il vaut infiniment mieux greffer un cœur que de l'enterrer pour qu'il soit dévoré par les vers

(Ch. Barnard, 1969)

Je suis le Dr A. Tabib, Maitre de conférences honoraire des universités et Praticien Hospitalier honoraire au sein des hospices civils de Lyon, et pathologiste de formation en particulier dans le domaine cardiovasculaire. J'ai exercé dans un grand hôpital spécialisé de Lyon et j'ai été témoin durant les années 70 des problèmes, des désespoirs et des échecs des transplantations cardiaques. Puis, petit à petit au cours des années 80 l'amélioration des techniques, l'avènement des molécules efficaces anti-rejets ont totalement modifié la donne. Les échecs se sont transformés en succès, les transplantations cardiaques sont devenues courantes, comme pour tous les autres organes et ont permis de sauver de nombreuses vies.

J'ai été également en tant que responsable du secteur de pathologie, durant toutes ces années au sein de l'Institut de Médecine Légale, quotidiennement confronté à des corps inanimés, sans vie dans toutes les conditions, dans tous les états. A des corps récents, quelques heures après le décès, parfaitement conservés ou à des corps « plus tardifs » après quelques jours, semaines ou mois totalement altérés par des phénomènes cadavériques.

Ce petit opuscule se veut un plaidoyer pour le don d'organe. En tant que médecin, notre mission est d'apaiser les souffrances, de sauver La Vie. Nos méthodes et techniques modernes nous permettent aujourd'hui non seulement de considérer l'unité de l'espèce humaine par-delà les spécificités individuelles mais surtout de prolonger la vie de tous ceux qui connaissent la déficience d'un organe.

Mais le grand obstacle qui demeure toujours est la pénurie d'organes.

Les faits réunis seraient, espérons-le, une façon d'inciter les gens à faire don de leurs organes. Il s'agit d'une petite docufiction basée sur des faits réels. L'histoire de, appelons-le, Thierry, est malheureusement banale.

*****

Une vie cassée

Thierry est âgé d'une petite vingtaine d'années. Des yeux rieurs et profonds qui lui confèrent un regard qui s'enfoncent au sein des âmes. Des cheveux blonds, légèrement bouclés et une mèche rebelle retombant devant ses yeux qu'il ramène d'un geste soigneusement étudié au fil du temps et qui a fait craquer plus d'une fille.

Son corps est fin, comme les athlètes complets, ses muscles sont saillants sans ressembler horriblement aux bodybuilders. De face, sur la poitrine, sous un fin duvet et une peau lisse, on devine parfaitement le dessin et la courbure de ses pectoraux. Plus bas un ventre plat, les abdominaux dessinent des carrés successifs parfaits. De dos, la gouttière vertébrale est droite, rectiligne. Plus bas encore les muscles fessiers, les cuisses sont bien serrées.

Il est toujours vêtu avec simplicité, jeans, chemises à carreaux, malgré les remontrances de ses parents.

Thierry est aussi étudiant. Sa vie est réglée comme une machine : levé à 6 heures, jogging autour de quelques pâtés de maisons, douche, petit déjeuner vite avalé, il est à la fac à 8 heures. Cours, travaux pratiques, travaux dirigés, déjeuner au restaurant universitaire. Il ne voit pas passer la journée. Mais il ménage quand même le temps de s'adonner à ses deux hobbies : le tennis et le violon.

Au tennis. Sur le court ses gestes et ses courses sont précis et efficaces.

Quand il joue au violon, il devient irrésistible par son attitude, la tête légèrement penchée, la mèche rebelle sur le front, et la précision des mélodies qu'il fait surgir.

Son parcours scolaire fut irréprochable, toujours parmi les premiers de sa classe depuis la maternelle jusqu'au baccalauréat. Celui-ci obtenu avec mention, il entame des études de médecine. Conscient de ses deux qualités essentielles, sportif infatigable et musicien aux doigts habiles et précis, il veut être le Paganini du bistouri. Il a en tête de devenir chirurgien.

Ainsi se construit petit à petit, dans une banalité aisée et presque exemplaire, une existence pleine de promesses et de satisfactions.

*****

Arrive cette fin d'après-midi du mois de Mai. La température est idéale. Il ne fait pas trop chaud et les travaux dirigés de physique se sont terminés un peu plus tôt que d'habitude vers 17h30 au lieu de 19h. Il y a toujours des opportunités à saisir. Thierry et Jean, son condisciple et partenaire de tennis, décident de se rejoindre sur les courts à quelques encablures de l'université. Les deux amis se retrouvent au bout d'un petit quart d'heure sur les courts de tennis.

Quelques minutes d'échauffement et la partie peut enfin s'engager. Quelques jeux dont l'issue est de tester la forme de l'adversaire se déroulent dans un presque équilibre des forces. Tout se passe dans la normalité la plus totale avec les plaisanteries et galéjades que se renvoient les deux amis en même temps de la balle.

Quand soudain, au milieu d'un geste, Thierry émet un cri, prend sa tête entre ses mains, laisse tomber sa raquette et s'effondre sur la terre battue.

- Thierry qu'est-ce que tu fais ? Arrête. Tu as perdu le point. Arrête ta comédie !

Pas de réponse.

Son partenaire se précipite et trouve Thierry dans une position bizarre, recroquevillé sur lui-même, les cuisses et les jambes fléchies, raides, les bras croisés en avant, également raides, les yeux sont écarquillés, la nuque est raide, la tête est en arrière, quelques convulsions secouent tout son corps.

Bien que, comme Thierry, il ne soit qu'en début de ses études médicales, il pense immédiatement à un accident grave

La gorge serrée, il crie et appelle à l'aide.

Au bout de quelques instants un petit attroupement composé du personnel du Club et des quelques joueurs et spectateurs se forme chacun émettant une hypothèse. Jean, tenant doucement la tête de son ami sur ses genoux n'entend rien et continue de lui parler doucement.

L'attroupement se rompt aisément et laisse place au SAMU *(Secours et Aide Médicale d'Urgence)* qui invite doucement mais fermement Jean à leur laisser la place. Très rapidement Thierry est installé dans l'ambulance et branché à des machines, à des ballons de perfusion à travers des tubes et cordons.

Le cœur est rapide régulier. La respiration est rapide mais saccadée. La pupille est toujours dilatée, la nuque est raide.

Le médecin du SAMU, après quelques examens rapides et précis s'est mis à murmurer « *Merde ! Hémorragie méningée !* » Et rajoute à haute voix à l'attention du conducteur « *Direction l'hôpital neurologique* ».

En entendant cela, Jean se précipite pour avertir les parents de Thierry. Ceux-ci, totalement paniqués arrivent à l'hôpital peu de temps après l'admission de Thierry.

Entre temps, Thierry avait subi d'autres examens, en particulier une IRM et le diagnostic de l'hémorragie méningée par la rupture d'anévrysme au niveau de l'artère cérébrale antérieure, la forme la plus grave, avait été confirmé.

De retour dans le service d'urgence et de réanimation, les soins se sont poursuivis, le nombre des tuyaux et des machines ont augmenté. Les battements cardiaques et le rythme respiratoire étaient redevenus normaux.

Sur le plan neurologique, l'électroencéphalogramme enregistrait quelques ondes mais l'examen clinique restait pauvre : fin de réactivité, fin de sensibilité, aucune motricité spontanée. Thierry ne répond ni aux stimulations, ni aux piqûres, ni aux pincements, ni au chaud, ni au froid. Il est tout simplement dans un état de coma profond.

La salle d'opération est en effervescence. On prépare le matériel pour l'intervention chirurgicale. Le chirurgien, les assistants se lavent les mains et se préparent à une longue et difficile intervention. Il est 20h.

Thierry est sur la table d'intervention couverte de champs et seule sa tête entièrement rasée émerge.

20h30. On donne le premier coup de bistouri, une partie du scalp est excisée, le volet osseux est enlevé, en dessous, la dure-mère est bombée, violacée, noire. Une petite incision fait sourdre une quantité abondante de caillots et de sang liquide que le chirurgien aspire avec mille précautions car en dessous il devine, très proche, à quelques millimètres, le parenchyme cérébral. Il évacue ainsi un maximum de caillots et de sang. Tout de suite après il aborde les profondeurs en se guidant sur les images de l'IRM qui sont affichées devant lui sur un négatoscope et trouve rapidement le foyer coupable qui continuait saigner. Avec trois mouvements précis il pose aux endroits appropriés deux, trois clips. L'hémorragie s'arrête instantanément. Il continue à évacuer encore des caillots tout en proférant quelques jurons car le cerveau, en dessous, lui semble très altéré et parsemé d'innombrables piquetés hémorragiques. Des piqûres de puce *(vibices).* Présage d'un pronostic assez sombre. Il rabat la dure-mère, remet le volet, suture le scalp et au bout de 5h et demi l'intervention prend fin. Il laisse le soin de mettre les pansements et bandages aux assistants et infirmières et se dirige avec un air pensif vers la sortie de la salle d'opération.

Pendant toute la durée de l'intervention, les parents attendent dans une pièce juste à côté de la salle d'opération. Cette pièce est petite, à peine quelques mètres-carrés de surface, les murs sont peints en blanc cassé. Sur l'un des côtés il y a une publicité pour un médicament représentant une mer bleue, calme et une petite tache blanche au loin. Peut-être un voilier se dirigeant vers un ilot planté de quelques palmiers. Les deux autres murs sont vides. Juste à côté d'une grande porte fenêtre, en dessous d'un téléphone mural, sont accrochées les consignes de sécurité. Comme mobilier, une table ronde sur laquelle on trouve quelques magazines datant de plusieurs semaines, fortement altérés par les consultations itératives. Les mots fléchés, les mots croisés, sont déjà largement remplis avec des stylos de toutes les couleurs. Le fauteuil et l'unique chaise sont relativement corrects.

Pendant toute la durée de l'intervention, au total quelques 5 heures, entièrement plongés dans leurs pensées, ils n'ont échangé aucun mot. L'un et l'autre fuyaient leurs regards de peur des réponses aux questions qu'ils n'osaient formuler à voix haute. Des questions auxquelles ils n'osaient envisager les réponses. Chacun à tour de rôle se levait, faisait quelques pas dans le couloir, revenait s'asseoir, reprenait un magazine ou une revue, en lisait quelques lignes, le remettait sur la table ou lisait les consignes de sécurité accrochées au mur au-dessous du téléphone. Ou encore se perdait dans la contemplation de l'affiche publicitaire pour la énième fois en se demandant pourquoi, en ce moment, tous les trois, n'étaient-ils pas sur ce petit voilier qu'ils devinaient au loin. Cela coutait-il donc si cher au Bon Dieu ? A chaque chuintement aux ouvertures de la porte automatique donnant sur les salles d'opérations il y a en avait toujours un qui se levait et se précipitait sur un des membres du personnel posait une question muette d'un regard d'espérance et d'angoisse. Mais toujours les mêmes réponses évasives emplies de délicatesse et de gentillesse. Il fallait attendre la fin de l'opération et la sortie du chirurgien. Il n'y avait rien à faire d'autre qu'attendre. Attendre encore et encore.

Enfin le neurochirurgien sort de la salle d'opération. Il se dirige vers eux et en deux mots leur dit que l'intervention s'est bien déroulée et que

« *Thierry va regagner la salle de réanimation, attendez cinq minutes, vous verrez votre fils sortir* ».

Puis, il se dirige vers une autre salle d'opération où l'attend un autre patient dont l'état réclamait une autre intervention d'urgence.

Après un quart d'heure qui leur a semblé durer une éternité, ils voient le grand lit sortir de la salle d'opération et peinent à reconnaitre leur Thierry qui, avec les bandages sur la tête ressemble plutôt à une momie.

Ils l'accompagnent dans l'ascenseur, jusqu'à la salle de réveil où on leur dit gentiment : « *Maintenant Monsieur, Madame vous pouvez rentrer chez vous, l'opération s'est bien déroulée et dès demain revenez quand vous voulez* ». Mais aucun mot, rien, concernant le pronostic vital immédiat ou d'éventuelles séquelles à moyen et long terme.

Ils repartent chez eux le cœur lourd d'angoisses, d'espoirs et de fatalités.

Ils reviennent le lendemain dès 8h30. Ils sont conduits par un aide-soignant, dans un sas, où ils reçoivent survêtements en papier et calot, une blouse et des sur-chaussures. Puis ils empruntent un couloir initialement très large mais jonché, de chaque côté contre les murs, d'appareils variés, de cartons, 2 ou 3 chaises roulantes avant d'arriver dans un grand espace bien éclairé, avec au milieu une grande surface de travail sur laquelle on remarque la présence des plateaux en inox remplis de matériels variés. Une demi-douzaine de femmes et d'hommes, les uns se lavent les mains tandis que d'autres s'affairent devant des tiroirs et des placards.

« Alvéole N° 5 Madame, Monsieur » leur annonce l'aide-soignante avant de partir pour d'autres taches ».

L'alvéole est en réalité une vaste pièce séparée de l'espace central par une immense baie vitrée et à l'opposé une grande fenêtre donnant directement sur le jardin avec quelques arbres en fleurs. Tout autour du lit on aperçoit des machines, certaines ronronnent, d'autres ronflent ou émettent des signaux sonores. Sur des écrans on peut voir des graphiques qui vont et qui viennent, et enfin des barres multiprises et des ballons, des sacs accrochés aux potences.

Thierry est toujours dans le coma relié à ces différents appareils par des cordons et des tubes. La respiration paraît régulière ainsi que les battements cardiaques mais il s'agit toujours d'un coma.

Ils reviennent à 14h. Ils reviennent à 18h. Le lendemain. Pendant une dizaine de jours. A chaque visite, on leur explique en détail les événements en soulignant que dès le début, son cas était désespéré le cerveau avait profondément souffert.

Toujours la même chose, le même état « stationnaire », Thierry est relié à des machines, à des ballons par des tubes et des cordons. Sa feuille de température ressemble à un paysage de montagnes, avec des graphiques multicolores, des sommets, des vallons.

On leur dit *« Oh ce n'est rien, une petite infection urinaire, une petite infection respiratoire que nous avons tout de suite jugulées par un traitement adéquat ».*

Dixième jour, à 8h10, le téléphone sonne. *« Bonjour Madame, c'est le Docteur M., chef de service de réanimation, pouvez-vous passer ce matin ? ».* Un silence. Puis *« Je vous attends dans mon bureau. Faites-vous annoncer par ma secrétaire pour que l'on se rencontre immédiatement dès votre arrivée ».*

Ils se sentent mal, ils tremblent, bonnes nouvelles ? Ce serait un miracle, mauvaises nouvelles ? *« Je ne me sens pas en état de conduire, on prend un taxi. »* dit le père. Une demi-heure après ils sont dans le bureau du Docteur M. le chef de service de réanimation.

« Bonjour Madame, Bonjour Monsieur, je suis désolé. Après une longue discussion au sein du collège, nous pensons qu'il est inutile de continuer. Cette nuit Thierry a présenté des crises de décérébration. Son électroencéphalogramme est toujours plat, nous avons maintenu la respiration et la circulation à l'aide des machines. Il est inutile de le faire souffrir davantage. Moi, honnêtement et très franchement je pense qu'il vaut mieux arrêter. Prenez votre temps, on peut le maintenir encore 48 heures et revenez me voir quand vous voulez, aujourd'hui, demain ou après-demain. Réfléchissez bien ». Et ajoutant les quelques formules d'usage *« Si vous le voulez bien, pensez aussi à la possibilité de dons d'organes pour des greffes et des transplantations chez d'autres malades ».*

Il donne des explications concernant les démarches à suivre.

Ils sont repartis chez eux sans mot dire, chacun profondément plongé dans ses pensées. Ce n'est qu'en fin d'après-midi qu'ils ont un peu de courage pour discuter, ils passent quelques coups de fil à droite et à gauche pour avertir le reste de la famille.

Le lendemain matin c'est le père qui prend le téléphone et demande un rendez-vous, pour la matinée.

A 11h, ils sont de nouveau tous les deux dans le bureau du Docteur M. La gorge serrée, c'est toujours le père qui parle « *Docteur, nous avons réfléchi avec mon épouse, vous pouvez arrêter les machines mais pour les dons d'organes, c'est non !* »

Le Docteur M. a formulé encore quelques amabilités et les a dirigés vers sa secrétaire pour remplir les dernières formalités. Chez la secrétaire, ils ont signé quelques feuilles. La secrétaire, encore, avec un ton courtois leur dit : « *Pour la suite, vous allez contacter à partir de cet après-midi le bureau des entrées, mais en attendant, si vous voulez voir Thierry, je vais appeler la surveillante de la Réa* ».

- *Oui, s'il vous plait.*

5 minutes après, une dame très gentille, un peu forte rentre dans la pièce.

- *Bonjour Monsieur, Madame. Si vous voulez revenir dans une demi-heure on pourra aller voir Thierry.*

Dans l'attente ils veulent sortir du bâtiment mais impossible de faire un pas dehors. Alors qu'il faisait très beau le matin, le ciel a complètement changé, il est devenu sombre, un vent relativement violent s'est levé. Il tombe une averse. Comme si le ciel aussi prenait part à leur deuil et pleurait de toutes ses larmes.

Ils errent dans les couloirs interminables. Qu'est-ce que c'est long à passer une demi-heure !!!

Enfin, ils retournent vers le service de réanimation et retrouvent la surveillante qui les dirige dans une petite pièce privée où, sur un lit impeccable, Thierry semble dormir paisiblement. Il était encore chaud, les pansements de la tête enlevés laissaient voir les cheveux blonds qui avaient repoussés.

Quelques baisers au front et aux joues, la mère ne peut plus tenir et sort. Le père est pâle, il serre les dents. Il devient blême et tremble de tous ses membres. Il sort aussi. Ils courent, s'engouffrent dans leur voiture et rentrent chez eux.

Attendre. Attendre encore le début de l'après-midi pour retourner à l'hôpital, cette fois non pas dans les services de réanimation, ni à côté de la salle d'opération mais au bureau des entrées.

L'accueil est très compatissant, les gens sont empreints de gentillesse et de compassion. Avec douceur et tact on leur fait signer encore des papiers en leur expliquant que le corps sera transporté au dépôt et qu'ils peuvent aller le voir autant de fois qu'ils le veulent, quand ils le veulent jusqu'au jour du départ définitif et que dans l'attente ils pouvaient aller remplir les dernières formalités auprès des autorités (mairie, commissariat de police), ou bien faire appel aux services de l'agence des pompes funèbres qui s'occupera de tout.

Ils sortent du bureau des entrées tout en demandant l'emplacement exact du dépôt et quittent L'hôpital jetant machinalement un regard indéfinissable à l'ensemble des bâtiments.

Après les deux heures d'attente réglementaire dans un lit en salle de réanimation, deux préposés, l'un agent de dépôt, l'autre agent d'amphithéâtre, enveloppent le corps dans un drap propre avec beaucoup de soin et de respect et le déposent sur un brancard et très discrètement passent par des couloirs et ascenseurs qu'ils sont les seuls à connaître et arrivent au Dépôt. Ils placent le corps dans un « frigo », avec un bracelet d'identification au poignet et un petit panneau mentionnant le nom, le prénom et la date du décès sur la porte.

A partir de ce moment pour l'hôpital, pour l'administration, pour la société, Thierry n'est plus.

Pour les parents c'est une douleur. Une douleur différente, à la fois mielleuse et brulante. Malgré eux, comme une drogue, ils évoquent les souvenirs heureux, les situations cocasses.

« Tu te souviens de sa scolarité, Il était toujours premier à l'école. A la campagne, il attrapait les grenouilles et les taupes pour les disséquer... » Ou encore *« Avoue que tu n'étais pas très contente, quand il t'a présenté Monique ! »*

A chaque évocation, un flot de larmes brulantes coule sur leurs joues. Mais ils ne se lassent pas de les répéter. Une situation qui peut durer des semaines ou des mois.

*****

Processus et phénomènes cadavériques

Pour le corps de Thierry, une autre étape commence.

En effet à 18h30, la mère ne pouvant plus tenir, revient voir encore une fois son fils. Elle est reçue très gentiment par les garçons, on la fait attendre dans une pièce très correcte. Une demi-heure après, on amène Thierry, toujours enveloppé dans des draps propres, dans cette salle et on les laisse seuls.

Elle est un peu surprise dans les premières minutes. Déjà, elle trouve que par rapport à ce matin, Thierry a maigri, la peau du visage, des membres, parait un peu tirée, les veines paraissent plus saillantes, finement colorées en rouge foncé et l'ensemble est recouverte d'une transsudation en fines gouttelettes froides. Les globes oculaires un peu plus enfoncés, à travers une paupière entrouverte, on aperçoit une cornée légèrement opacifiée et la présence de quelques taches noires au niveau de la sclérotique.

Déjà, les parties déclives paraissent un peu plus rouges presque violacées par rapport au reste de la peau du fait de la stagnation sanguine. Elle n'arrive pas à remettre la tête en bonne position car le cou est déjà beaucoup plus rigide. Elle n'en peut plus. Elle remet les draps, appelle les garçons et quitte les lieux en sanglots.

Elle passe une très mauvaise nuit. Son sommeil est entrecoupé par des cauchemars. Elle revient le lendemain à neuf heures. De nouveau, réclame son fils. Le même scénario se répète : attente dans la petite pièce, arrivée de Thierry sur le même chariot, toujours enveloppé dans un drap mais de couleur différente car entre temps nos préposés avaient pris le soin de changer le drap qui était un peu souillé par quelques suintements. Une autre surprise l'attendait : Thierry qui paraissait amaigri la veille est aujourd'hui un peu « gonflé », un peu bouffi, ses lèvres sont épaisses et ses pommettes saillantes. Elle constate la présence d'une petite croûte desséchée à l'entrée des narines. Elle soulève un coin de drap, le ventre paraît bombé et surtout et elle remarque la présence d'une tâche verte au niveau du bas ventre côté droit. Sa peau teinte d'une coloration brunâtre est gonflée. Déjà il est un peu plus difficile d'approcher de trop près car le corps dégage quelques odeurs désagréables. Thierry du fait de sa jeunesse et d'une condition endocrinienne et physique performante même durant ses activités sportives alors qu'il suait énormément dégageait une odeur agréable. Mais maintenant, même pour sa mère, il est « repoussant ». Elle remet les draps correctement en prenant soin de couvrir entièrement le corps. Comme elle a toute la matinée pour elle, elle s'assoit en face et elle plonge dans des pensées profondes. Elle laisse dérouler plusieurs fois le film de sa vie, sa grossesse, la naissance de Thierry, la vingtaine d'années qu'ils ont passé ensemble. Tous les détails qui font une vie de famille. Elle regrette les jours où elle était en colère, à tort ou à raison, après son fil. Elle se rappelle les premiers mots, les premiers pas, les chutes, les égratignures, les pleurs, les étapes

de l'école. Elle se rappelle avec un peu d'angoisse, un peu de honte, bien que n'ayant laissé rien apparaître de sa réaction, le moment où Thierry lui avait présenté Monique « sa copine », six mois auparavant.
Elle ne voit pas les heures passer. Il fait un peu plus chaud dans la pièce.
Les garçons sont arrivés, lui ont demandé si elle voulait bien permettre que l'on remette le Thierry au « frigo ». Encore une fois, sans dire un mot, elle quitte les lieux et rentre chez elle.

Le soir encore, vers la fin de l'après-midi cédant à l'insistance de son mari, elle est revenue voir Thierry. Elle retrouve les mêmes phénomènes, mais encore plus importants et le beau Thierry est encore plus repoussant.

Au troisième jour, les proches sont tous là, à la morgue. On attend la grande cérémonie, la mise en bière, …etc.

Deux garçons de salle amènent le chariot sur lequel, par leurs soins, Thierry paraît très bien, légèrement maquillé mais vêtu d'une façon impeccable par un costume – cravate, chaussures, chaussettes. A peine le visage et un peu le bout des doigts sont visibles.

Nos deux gaillards ont eu quelques problèmes pour lui mettre des vêtements. Déjà, la peau était phlycténulaire *(présence de bulles sous la peau)* et partait en lambeaux plus ou moins fins avec l'émission d'une sérosité rosâtre qu'ils n'arrêtaient pas de nettoyer à l'alcool ou à l'eau de Cologne. Ils avaient aussi largement aspergé le corps et le costume avec une eau de Cologne fournie soit par l'hôpital, soit fournie par eux-mêmes ou encore quelques flacons laissés par d'autres familles.

Les amis et la famille entouraient Thierry avec un mouchoir devant le nez, les yeux rougis, faisaient mine de pleurer, mais en réalité, on peut aussi penser qu'ils se protégeaient des odeurs devenues insoutenables malgré les effluves des parfums employés. Vers 11h le commissaire de police arrive. On met le corps dans le cercueil, puis on appose les scellés et on se dirige vers le cimetière.

*****

Pendant ces trois jours, les phénomènes externes que constatait sa mère, avaient pour source des remaniements internes connus sous le terme de phénomènes cadavériques précoces et tardifs.

Après la mort du cerveau, l'arrêt de la circulation et de la respiration, les cellules meurent séparément, isolement ou par colonies en subissant un phénomène progressif.

Les premières étapes des modifications cadavériques précoces est la déshydratation. En effet, dans les premières heures après le décès, du fait des remaniements des membranes cellulaires, on commence par perdre de l'eau sous la forme des premiers suintements que la mère de Thierry avait constaté. Suivie d'une guerre sans merci avec mise en jeu des armes de destruction massive, chimiques et bactériologiques.

Certaines armes, défensives au cours de la vie, font intégralement partie de la cellule. Ce sont des lysosomes ou « sacs à gloutons » très richement dotés d'enzymes variées qui guettent l'intrus, le découpent en petits fragments, détruisent les grosses chaînes lipidiques, protéiques ou glucidiques pour les transformer en molécules assimilables par la cellule. Mais dès que l'équilibre est rompu par la déshydratation des premières heures, tout comme des soldats qui n'auraient pas reçu leur solde, ils retournent leurs armes, se rebiffent, se gonflent, craquent leurs chemises et déversent les enzymes à l'intérieur même de la cellule. Ainsi les cellules meurent séparément, ou par groupe.

Mais ici, il s'agit de mort propre, sèche, les cellules momifiées gardent leurs formes et aspects externe pendant longtemps.

D'autres armes représentées par les bactéries, parasites et champignons, utiles ou néfastes, hôtes passagers ou saprophytes naturels, enfouies en profondeur au niveau de l'ensemble des viscères, qui par une voie ou d'autres sont en relation avec l'extérieur, entrent en jeux. Après la mort, si les viscères ne sont pas enlevés, ces parasites se multiplient à l'infini. Dans tout l'organisme sur place ou diffusant par les artères, les veines, les lymphatiques ou à travers les parois intestinales, ils s'attaquent au cadavre pour en tirer aliments et énergie.

En véritables armées impitoyables et sans aucunes limites elles détruisent tout et massivement sur leur passage. Le cadavre subit alors un processus actif de décomposition organique. Les molécules complexes deviennent simples, les dérivés azotés redeviennent des sels ammoniacaux puis des nitrates, les sucres sont brûlés, les lipides sont hydrolysés et oxydés. Nous avons vu que le corps de Thierry, dans un premier temps se déshydratait et dans un second temps gonflait. Ce gonflement est dû à une infiltration gazeuse qui envahit tout le tissu cellulaire sous cutané d'où les boursouflures de la tête, du tronc, des yeux, de la langue accompagnée par un suintement de liquide brunâtre qui s'écoule par le nez et par la bouche. Le ventre gonflé et la tache verdâtre du bas ventre sont également l'œuvre des bactéries. Tout ce processus concourt à la formation de gaz et de substances appelées alcaloïdes cadavériques qui sont à l'origine de ce gonflement de plus en plus important, des taches verdâtres sur la peau du ventre et des odeurs qui deviennent de plus en plus fortes et insoutenables.

Au niveau de la peau se forment de vastes ampoules ou phlyctènes remplis de sérosité brunâtre. L'épiderme au départ relativement résistant et homogène se détache des plans sous-jacents par une simple pression des doigts. Ces lambeaux, une fois détachés, au niveau de la peau donnent un aspect de brûlure du deuxième degré. Les veines superficielles apparaissent sous la forme d'un réseau rougeâtre finement desséché.

Après cette phase arrive la deuxième, la phase de liquéfaction.

Les poumons sont affaissés dans les gouttières thoraciques et baignent dans un liquide noirâtre et l'intérieur, le parenchyme est parsemé de vésicules remplies de matériel nauséabond. Le muscle cardiaque, d'abord dur, se réduit progressivement à une mince poche aplatie doublée extérieurement par le sac péricardique.

La cavité abdominale est remplie d'un liquide huileux.

Les parois de l'estomac et des intestins deviennent fines, parsemées de vastes tâches rouge-violacées s'accolent pour faire disparaitre les cavités.

Le foie paraît noir, de petit volume, spongieux à l'intérieur. La rate est liquéfiée.

Le pancréas entouré par une couche de graisse nécrosée est totalement liquéfié.

Les reins, à l'intérieur de leurs capsules plissées, sont noirs, ramollis.

On peut parfaitement deviner l'état de son cerveau, qui avait accumulé tant de bonté, de dons et d'intelligence, transformé en une masse pâteuse de couleur grise, tapissée en surface par une couche de coloration rouge.

En même temps que cette attaque chimique et bactériologique interne, arrive les attaques aériennes et extérieures par des insectes, escouades qui ont déjà déposées des œufs au niveau des yeux, des narines et de la bouche.

Cette décomposition continue largement à l'intérieur du cercueil et sous la terre par la multiplication et la diffusion de toutes ces armes liées aux insectes nécrophages.

Dans les premières semaines, la dégradation du cadavre devance largement celle du bois. La quantité de gaz produite fait éclater le corps et le cercueil s'il est fermé hermétiquement, où agit petit à petit en décomposant le bois.

Le déplacement des os peut alors se faire en deux temps : une première phase où les os disjoints glissent dans l'espace du cercueil ; bien plus tard, à la disparition des planches, a lieu une seconde phase de mouvements et déplacement.

Quelques années plus tard le hasard m'a amené dans ce cimetière. J'ai imaginé à travers la dalle l'état du corps de Thierry, totalement disloqué, la masse musculaire fondu. De la peau il ne reste plus rien. Les membres, les doigts si habiles, si actifs, étaient complètement disloqués, disjoints, éparpillés, disposés un peu n'importe comment. La mâchoire tombée sur la poitrine. Ses beaux yeux n'étaient que des trous béants. Les sutures osseuses du crâne étaient largement fendues. De ses beaux cheveux blonds, il ne restait que quelques touffes éparpillées, mêlées à des restes de bois et de boue. La cage thoracique tenait dans sa forme mais le ventre n'était plus qu'un creux au fond duquel grouillaient encore quelques larves et asticots.

Toutes ces destructions, ces éparpillements d'un si beau corps, parce qu'un beau matin du mois de Mai, ses parents, à la question du don d'organes avaient dit non. Ils ont empêché une conservation parfaite du corps, avant et même à l'intérieur du cercueil, à l'abri de toute attaque interne ou externe nocive pendant très longtemps tout simplement parce qu'après la mort et l'ablation des organes dont certains destinés aux transplantations, des corps ''propres'' sont restitués aux familles.

La vie des organes, destinés aux greffes et transplantations, cœur, poumons, foie, reins, pancréas aurait été prolongée pendant des décennies chez d'autres personnes. Thierry aurait pu « vivre » au travers de ses organes.

*****

Dans les six mois qui ont suivi le décès de Thierry, dans un rayon de 100 km à la ronde autour de cette ville, sept autres personnes, toutes jeunes l'ont suivi alors qu'ils auraient pu survivre grâce aux dons d'organes.

La première est une mère de famille d'une trentaine d'années qui décède en moins d'une semaine à la suite d'une myocardite aiguë (inflammation souvent d'origine virale du tissu cardiaque). Ses souffrances furent inqualifiables et multiples. Tout d'abord une fatigue musculaire extrême accompagnée d'une intense anxiété traduisant de très grandes difficultés respiratoires (dyspnée) liée à une congestion vasculaire pulmonaire pouvant aller jusqu'à un œdème pulmonaire aigu (OAP) entrainant une diminution importante de la capacité au moindre effort, à la parole, au repos même. Mais aussi d'autres douleurs consécutives aux troubles du rythme cardiaque et aux poussées d'ischémie myocardique *(diminution ou arrêt de la circulation artérielle).*

D'autres symptômes entrainant d'autres souffrances s'ajoutent à ce premier « tableau des douleurs ». Des œdèmes au niveau des membres, une ascite *(excès de liquide entre les deux membranes du péritoine)* et un tableau d'anasarque *(œdème généralisé du tissu cellulaire sous-cutané avec épanchement dans les cavités séreuses -plèvre, péricarde, péritoine)* traduisant la défaillance massive du muscle cardiaque droit. Cette descente dans le cercle infernal ne s'arrête malheureusement pas là. Aux dégradations des conditions biologiques *(déséquilibres hormonaux et/ou métaboliques)* s'ajoutent très rapidement des troubles neurologiques allant progressivement de la dépression à un état confusionnel voire démentiel. Le calvaire de cette femme s'achève enfin par une insuffisance rénale massive et la douleur de partout et partout *(totalgie)*. Toutes ces souffrances parce qu'on ne lui a pas permis d'abriter et de chérir le cœur de Thierry.

**

Deux autres jeunes hommes, l'un atteint de mucoviscidose, l'autre dont les poumons ont été détruits par la manipulation de pesticides aurait pu survivre et éviter souffrances et calvaires en recevant chacun, un des deux poumons. Ils décèdent tous les deux dans un état d'étouffement grandissant. La dyspnée est un symptôme majeur en fin de vie. Elle est liée à un effort respiratoire accru, un effort musculaire plus important (faiblesse musculaire, cachexie) et un besoin de ventilation augmenté causant anémie et fièvre. Mais celle-ci n'est pas la seule « gêne ». D'autres accompagnent cette fin en s'accroissant en intensité et importance dont une toux de plus en plus permanente qui s'achève en toute fin par des râles terminaux qui sont des bruits respiratoires causés par l'accumulation des sécrétions bronchiques dans les voies respiratoires conférant au malheureux une sensation de noyade. Râles annonciateurs de l'imminence de la fin. Cette hypoxie progressive *(diminution de la quantité d'oxygène dans le sang)* à son tour aggrave une agonie déjà malheureuse par un ralentissement cérébral provoquant céphalées *(maux de tête)*, nausées et vomissements.

**

Deux autres jeunes hommes de 28 et 32 ans sont décédés à la suite d'une insuffisance rénale grave avec gonflement généralisé et coma. Malgré un processus de traitement *(dialyse)* et un suivi médical qui a duré une vingtaine d'année pour chacun d'entre eux leurs vies se sont achevées dans des tourments dignes des cercles infernaux de Dante. Leurs calvaires, à quelques nuances près, ont duré une vingtaine d'années.

Tout commence par une diminution du débit urinaire voire parfois par une incapacité totale d'uriner. Toujours s'ensuit une fatigue de plus en plus généralisée accompagnée d'une soif excessive, de maux de tête, de nausées et de vomissements, d'une perte d'appétit, de perte de poids inexpliquée et d'épisodes de malaise général. Un changement de la couleur de la peau qui est devenue sèche et des accès de démangeaisons et des ecchymoses s'observent tout aussi. Ce tableau constitue pourrait-on dire le deuxième cercle.

La descente continue.

Plus tard arrive des douleurs osseuses, des périodes d'engourdissements des mains et des pieds accompagnés de difficultés de concentration et de confusions.

A ce stade il est encore possible de, non pas juguler mais, simplement compenser ces malaises par un traitement médical approprié et des dialyses *(épuration du sang par procédé physico-chimique)*. Mais d'autres agents de l'Enfer œuvrent plus sournoisement et plus en profondeur de manière plus tenace et plus résistante. Hypertension artérielle, anémie, troubles phosphocalciques *(déséquilibre en oligo-éléments)* provoquent petit à petit des dysfonctionnements et des ralentissements des fonctions cérébrales et cardiaques débouchant en fin de tableau à des troubles de la conscience puis à des convulsions, et enfin un coma urémique avec œdème généralisé annonçant l'agonie terminale.

Encore deux vies et des souffrances imméritées qui auraient pu être épargnées par la greffe des deux organes rénaux de Thierry. Deux reins qui auraient pu tout aussi permettre à deux épouses, à des enfants de poursuivre une existence sans la douleur du manque d'un mari et d'un père dans une reconnaissance infinie envers un inconnu.

**

Une autre vie, celle d'un homme de 38 ans, violoniste tout comme Thierry, aurait pu être prolongée par une greffe hépatique. Décès empli de tourments car les hépatopathies sont principalement caractérisées par trois types d'atteintes gravissimes et extrêmement douloureuses pouvant s'accumuler. Tout d'abord advient ce qu'il convient de nommer une encéphalopathie hépatique due à une concentration de plus en plus élevée d'ammoniac dans le sang.

Par ailleurs, le retour veineux abdominal étant bloqué par le dysfonctionnement hépatique *(le sang veineux de retour, vers la partie droite du cœur, après irrigation des organes passe par le foie dont une des fonctions est de le purifier)* il se produit une surpression veineuse qui provoque des épanchements liquidiens dans la cavité péritonéale *(ascite)* pouvant déboucher sur une péritonite bactérienne se terminant par un choc septique.

La même hypertension veineuse provoque des dilatations variqueuses des veines œsophagiennes qui peuvent se rompre et occasionner des hémorragies qui s'accumulent dans le larynx, si une partie est évacuée par la bouche et les narines une bonne partie peut être inhalée remplissant les bronches et débouchant sur un décès par un tableau d'asphyxie.

-Enfin un dernier exemple que le don d'organe de Thierry aurait pu sauver et épargner des douleurs. Celui de Madame S., 45 ans, un peu obèse et diabétique avait sa peau percée de milliers de trous d'injection d'insuline et autres complications, cardiaques (insuffisance coronaire), oculaire (presque aveugle par rétinopathie) et enfin rénale aurait pu vivre avec une greffe du pancréas.

*****

Epilogue

En France, durant l'année 2016, a été enregistré 55 décès accidentels par jour. Seulement six mille greffes et transplantations ont été réalisés. Plus de 20.000 mille personnes ont été inscrites sur la liste d'attente. Nous, les personnes en bonne santé apparente, sommes-nous capables d'imaginer les angoisses, les espérances mais surtout les souffrances psychiques et organiques qu'elles endurent chaque jour dont elles savent pertinemment qu'elles ne peuvent que s'accroitre. Attendre et attendre un coup de téléphone qui leur dit « venez vite, on a un organe pour vous »

Mourir c'est normal, c'est naturel.

Au fil des ans ou des siècles les signes positifs ou les marqueurs de la mort ont changé de nature grâce à l'évolution scientifique et technique. De « casser sa pipe » du XVIIème siècle, en passant par l'arrêt cardiaque (par destruction du myocarde) on arrive aujourd'hui à caractériser la mort par un électroencéphalogramme plat (par destruction partielle d'une partie du cerveau). Cette définition est depuis quelques temps remise en question et de plus en plus contesté laissera place à une autre définition qui sera tout aussi provisoire.

La meilleure définition que l'on puisse donner de la mort, en l'état actuel de la science médicale serait *: « L'arrêt de la production et de la consommation d'énergie par un organisme vivant »*

De toute façon après une mort cérébrale ou cardiaque, les autres organes (du moins chez les jeunes et sujets bien portants), ne meurent pas tout de suite, même s'ils sont en arrêt fonctionnel, leur survie pendant plusieurs heures et leur ressuscitation, restent parfaitement possibles avec les techniques modernes.

Par contre, la souffrance physique et psychique, quel qu'en soit la philosophie ou la morale, n'est ni normale ni naturelle. L'état de souffrance résulte d'un cycle vicieux qui s'installe très rapidement et qui s'auto-entretient de manière exponentielle.

En effet une vie normale demande un organe normal avec fonction normale. La moindre anomalie fonctionnelle, si elle n'est pas corrigée à sa phase aiguë, entraine des anomalies organiques et inversement l'atteinte morphologique d'un organe provoque une ou des anomalies fonctionnelles. La suite ce sera une aggravation en cascade avec dysfonctionnements multiples et atteintes multi organiques.

Seule façon d'en sortir ce serait de casser ce cycle.

*****

Qui que tu sois, en tant qu'un être humain, donne tes organes.

Chrétien, qu'en est-il du commandement « Tu aimeras ton prochain comme toi-même ? ». Donner un de ses organes, n'est-il pas la plus belle preuve d'amour entre humains ?

Musulmans : un hadit (paroles, de Mahomet) oblige les médecins à faire ***tout*** pour soulager les souffrances.

Juifs : pour être admis au paradis promis, il faut que ton corps soit conservé intégralement mais sous l'effet des différentes réactions chimiques, l'explosion du corps et du cercueil ne laisse aucune chance. De toute façon, le jour de la résurrection, Dieu saura te reconstituer à partir de quelques bribes de ton ADN.

Fin

*****

Kolibri 360 GmbH
Ferdinand-Jühlke-Straße 7
99095 Erfurt, Deutschland
produktsicherheit@kolibri360.de

Druck:
CPI Druckdienstleistungen GmbH
im Auftrag der
Kolibri 360 GmbH
Ferdinand-Jühlke-Str. 7
99095 Erfurt